Yvonne Döring

Aronia – schwarze Apfelbeere

Gesundheit kommt von Innen

Rezepte

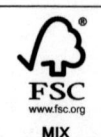

Aronia – schwarze Apfelbeere

Gesundheit kommt von Innen

Yvonne Döring

In Zusammenarbeit mit :

Aronia - Ungarn – Plantage von Heidrun Döttlaff, Rakoczi ut 7,
8946 Baktüttös, Zala, Hungary

Auf Facebook: Aronia-Ungarn – Fekete Berkenye

Website: www.aronia-ungarn.npage.de

Impressum

© 2016 Yvonne Döring

Herstellung und Verlag: BoD – Books on Demand, Norderstedt

ISBN: 978-373-924-878-3

Printed in Germany

Bibliografische Information der Deutschen Nationalbibliothek

Die Deutsche Nationalbibliothek verzeichnet diese Publikation in
der Deutschen Nationalbibliografie; detaillierte bibliografische Da-
ten sind im Internet über http://dnb.d-nb.de abrufbar.

Gesammtelte Rezepte aus aller Welt

Egal ob Aufstrich, Getränk , Gebäck oder einfach nur als Beilage zum Hauptgericht............ Aroniabeeren schmecken immer und überall gut...

Mit frischen Produken aus Ungarn

Aronia - Ungarn – Plantage von Heidrun Döttlaff, Rakoczi ut 7, 8946 Baktüttös, Hungary

Auf Facebook: Aronia-Ungarn – Fekete Berkenye

Website: www.aronia-ungarn.npage.de

Wissenwertes über die Aroniabeere

(Quelle: http://www.naturinstitut.info/aronia.html

Aronia (Aroniabeere) – Ein Gesundbrunnen

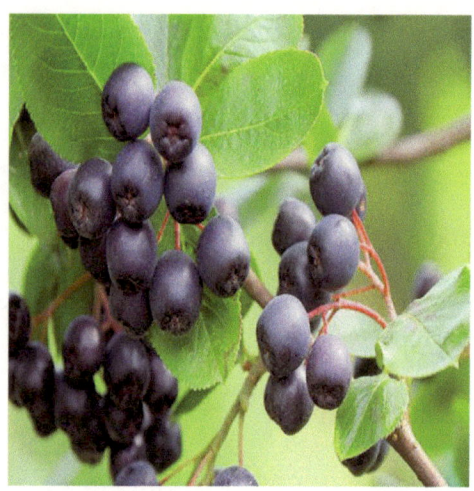

Auf den ersten Blick ist sie eine unscheinbare, kleine Beerenfrucht. Bei genauerer Betrachtung jedoch ist die Aroniabeere – kurz: Aronia – ein kleines Kraftpaket. Und das insbesondere in gesundheitlicher Hinsicht. In Osteuropa ist die
heilende Wirkung der Aronia bereits seit über 50 Jahren
bekannt, hierzulande nimmt ihr Erfolg erst jetzt so richtig
Fahrt auf. **Aronia wirkt hocheffektiv gegen alle Herz-
Kreislauferkrankungen, gegen Störungen im Blutfluss
und der Blutgerinnung sowie gegen entzündliche Erkrankungen aller Art.**

Folgen Sie uns in die faszinierende Welt der Aronia, deren vitalfördernden und anti-entzündlichen Eigenschaften von der Hochschule für angewandte Wissenschaften in Hamburg bereits nachgewiesen wurden.

Anwendungsgebiete der Aroniabeere

Ein Segen für Herz-Kreislauf-Kranke: Für die lebensmittelverarbeitende Industrie ist die Aroniabeere schon lange ein Thema, und zwar als Farbstoff für Joghurts & Co. Doch die Frucht allein darauf zu reduzieren, wäre völlig falsch. Vor allem in Osteuropa erkannte man schon zu Beginn des 20. Jahrhunderts die heilende Wirkung der Aronia, **zum Beispiel bei Herz-Kreislauferkrankungen, aber auch bei Infektionen, Arterienverkalkung und allen Krankheiten, die durch einen Mangel an Vitaminen ausgelöst werden.**

Doch bleiben wir zunächst bei den Herz-Kreislauferkrankungen. Hier sind es vor allem die sekundären Pflanzenstoffe, in der Medizinfachsprache "Flavonoide" genannt, die aus der Aroniabeere ein zuverlässiges Heilmittel machen. Die Flavonoide gelten als hochwirksame Radikalfänger, sie schützen den Körper somit gegen die Angriffe der freien Radikale. Die freien Radikale wiederum gelten als Auslöser zahlreicher Krebserkrankungen sowie Arteriosklerose und der Alzheimerschen Krankheit. Somit kann die regelmäßige Nahrungsaufnahme von Aronia bzw. Produkten, in denen Aronia enthalten ist, diesen Krankheiten effektiv vorbeugen.

Weiterhin wird Aronia auch bei einer erhöhten Thrombozytenaggregation eingesetzt. Damit bezeichnet man die zunehmende **Verklumpung der Blutzellen**, etwa infolge von Bewegungsmangel, Übergewicht, Rauchen oder anderen Erkrankungen. Aronia verbessert allgemein die Fließeigenschaft des Blutes und schützt außerdem vor Gefäßverkalkung.

Überhaupt können Aroniabeeren als „Freund des menschlichen Blutes" bezeichnet werden. Neben den bereits beschriebenen Effekten bewirkt der regelmäßige Konsum außerdem einen regulativen Effekt auf den Blutdruck. Wer also ständig mit **zu hohem oder zu niedrigem Blutdruck** zu kämpfen hat, der sollte sich an die Aronia halten.

Wer darüber hinaus Probleme mit **entzündlichen Erkrankungen** im Körper hat, für den ist Aronia ebenfalls ein sehr gutes Mittel. Die Beerenfrucht besitzt eine antientzündliche Wirkung, sie kann somit Entzündungen lindern und nach regelmäßiger Einnahme sogar ganz verschwinden lassen. Daher wurde (und wird) die Aronia insbesondere in den osteuropäischen Ländern auch bei entzündlichen Infektionskrankheiten, zum Beispiel bei Lungenentzündungen, Entzündungen im Hals- und Rachenraum etc. mit Erfolg eingesetzt.

Inhaltsstoffe der Aronia

Neben den sekundären Pflanzenstoffen (Flavonoide) mit ihrer hocheffektiven Wirkung bei Herz-Kreislauferkrankungen, Thromboseneigung und entzündlichen Krankheiten besitzt die Aroniabeere viele weitere hochwirksame Inhaltsstoffe. Dazu gehören beispielsweise

4

zahlreiche Vitamine, Mineralien und Spurenelemente. Hier eine detaillierte Auflistung alle wirksamen Inhaltsstoffe:

Flavonoide: Die in der weitaus größten Menge in der Aronia enthaltenen Wirkstoffe sind die Flavonoide oder Bioflavonoide. Sie gehören zur Gruppe der Polyphenole und schützen u. a. vor Krebserkrankungen, indem sie die gefährliche unkontrollierte Zellwucherung bekämpfen. Flavonoide in der Aroniabeere halten außerdem das menschliche Blut flüssig und beugen der Verkalkung von Arterien vor. Sie sind somit auch ein Schutz gegen Herzinfarkt und Schlaganfall. Dadurch, dass sekundäre Pflanzenstoffe die Blutgefäße elastisch halten, regulieren sie den Blutdruck auf natürliche Weise. Flavonoide wirken zudem antibakteriell und sind ein wirksamer Schutz gegen viele bekannte Infektionskrankheiten.

Vitamine: Die in der Aronia enthaltenen Vitamine werden grundsätzlich in wasserlösliche und fettlösliche Vitamine unterschieden. Das wichtigste unter den wasserlöslichen Vitaminen ist Vitamin C, welches in der Aronia in einer weitaus größeren Menge als beispielsweise in allen Zitrusfrüchten enthalten ist. Weitere wasserlösliche Vitamine in der Aroniabeere sind Vitamin B1, B2 (Riboflavin), B3 (Niacin), B5, B6, B7, B9 (Folsäure) und B12. Der Anteil der fettlöslichen Vitamine in Aronia besteht aus Vitamin A, Vitamin E und Vitamin K, sowie dem Provitamin A.

OPC: Eine Sonderstellung unter allen Vitaminen nimmt das OPC ein, inzwischen auch landläufig als „Vitamin P" bekannt. Neben dem bekannten Vitamin C gehört OPC zu den besonders wichtigen Inhaltsstoffen in der Aroniabeere, da es ein überdurchschnittlich großes Zeltschutzpotenzial besitzt. Somit wirkt OPC als wertvolle Ergänzung der in der Aronia enthaltenen sekundären Pflanzenstoffe - beide gelten als sehr effektiver Radikalfänger und beugen vielen ernsthaften Erkrankungen wie Herz-Kreislaufleiden und Krebs vor. Zum Vergleich: Die Wirkung von OPC als Radikalfänger ist nochmals bis zu 20-mal stärker als die von Vitamin C.

Mineralstoffe: Neben vielen lebenswichtigen Vitaminen enthält Aronia auch einen hohen Anteil an Mineralstoffen, darunter vor allem Eisen und Jod. Pro 100 ml Saft der Aroniabeere sind 12 mg Eisen sowie rund 0,0065 mg Jod enthalten. Darüber hinaus bietet sich Aronia als Lieferant für die Mineralstoffe Kalium, Kalzium und Magnesium an.

Ellagsäure (Gallogen): Obwohl die Ellagsäure – auch als "Gallogen" bezeichnet - ebenfalls zu den Polyphenolen gehört, zählt sie genau genommen nicht zur Gruppe der sekundären Pflanzenstoffe und soll daher hier besonders erwähnt werden. Ellagsäure ist gegen fast alle Arten von Bakterien im menschlichen Körper wirksam, außerdem wirkt sie antioxidativ und unterstützt daher die Flavonoide bei ihrer Wirkung als Radikalfänger. Da sich Ellagsäure außerdem wachstumshemmend auf entartete Zellen auswirkt, ist sie ein effektives Mittel zur Vorbeugung gegen Krebserkrankungen. Mit ihrer entgiftenden Funktion sorgt sie außerdem dafür, dass Schadstoffe auf natürliche Weise aus dem Körper ausgeschieden werden können.

Phenol: Phenol ist ein hochwirksamer Inhaltsstoff zur Entgiftung des Körpers. Er hat die Eigenschaft, aggressive Sauerstoff- und Stickstoffmoleküle an sich zu binden und diese somit unschädlich zu machen. Insbesondere Menschen, deren Körper mit Metallen belastet ist (z. B. Blei, Quecksilber, Amalgam etc.) sollten darauf achten, regelmäßig Phenol zu sich zu nehmen, um die negativen Auswirkungen zu mildern oder sogar ganz auszuschalten. Phenol ist in Aronia in einer großen Menge enthalten.

Anthocyane: In den Fruchtschalen der Aroniabeere kommen sogenannte Anthocyane vor. Dabei handelt es sich um wasserlösliche Pflanzenfarbstoffe, die ebenfalls der Gruppe der Flavonoide zuzurechnen sind. Sie geben der Frucht ihre charakteristische Farbe und sorgen für einen wirksamen Schutz vor Schadstoffen und UV-Strahlung. Auch auf den Menschen wird dieser Schutz beim Genuss der Frucht übertragen.

Studienergebnisse

In den vergangenen Jahren sind zahlreiche Studien zu Aroniabeeren angefertigt worden. Die meisten dieser Studien bezogen sich auf die Wirksamkeit der in der Aronia enthaltenen Flavonoide (sekundäre Pflanzenstoffe). Dabei hat sich herausgestellt, dass Probanden mit einem hohen Flavonoidkonsum gegenüber einer Vergleichsgruppe eine um **50% verminderte Sterblichkeit an Herzkreislauferkrankungen** aufwiesen.

In einer Studie der Hochschule für angewandte Wissenschaften in Hamburg konnten außerdem die **vitalfördernden und anti-entzündlichen Eigenschaften** der in Aronia enthaltenen Anthocyane und Proanthocyane nachgewiesen werden.

Anwendungsbeispiele

Aronia Saft: Die Aroniabeere wird in der Regel ausgepresst und anschließend als Saft eingenommen. Es besteht die Möglichkeit, frische Früchte zu kaufen und den Saft anschließend selbst herzustellen. Allerdings gibt es Aronia längst nicht in jedem Supermarkt und auf jedem Wochenmarkt. Empfehlenswert sind hier die Markthallen und Großmärkte in den größeren Städten und Metropolregionen in Deutschland. Inzwischen gibt es Aronia Saft aber auch in unterschiedlichen Qualitäten fertig zu kaufen. Man sollte darauf achten, dass dem Saft keine Fremdstoffe zugesetzt sind.

Durch die Anwendung als Saft kann die Aronia ganz einfach in die eigenen Ernährungsgewohnheiten integriert werden. Pro Tag empfiehlt sich die Einnahme von 1 - 2 zwei Gläsern á 200 ml, die entweder zum Essen oder direkt nach der Mahlzeit getrunken werden können. Wichtig ist, dass der Aroniasaft möglichst durchgängig vor den Einflüssen der Umgebungsluft und vor Licht geschützt wird, da er sonst schnell erhebliche Mengen seiner Vitalstoffe verliert. Bei selbst hergestelltem Saft bietet sich die Aufbewahrung in dunklen Glasflaschen an, gekaufte Aronia Säfte werden fast immer in lichtgeschützten Behältnissen geliefert.

Aroniabeeren in Rohform: Ähnlich wie Erdbeeren oder Himbeeren können Aroniabeeren natürlich auch in roher Form verzehrt werden. Sie besitzen einen frischen, säuerlichen Geschmack und passen sehr gut zu Pfannkuchen, Eis sowie zu vielen anderen Desserts. Die Anwendung der Früchte ist somit denkbar einfach möglich.

Fazit

Aronia, die Wunderfrucht? In der Tat könnte man die kleine, unscheinbare Beere so bezeichnen. **So schützt die Aronia insbesondere vor den unzähligen Herz-Kreislauferkrankungen**, die in der modernen westlichen Welt inzwischen als echte Volkskrankheiten gelten. Darüber hinaus wirkt sich die Anwendung wohltuend und regulierend auf das menschliche Blut aus, sogt für dessen besseren Fluss und **beugt gefährlichen Krankheiten wie der Thrombose wirkungsvoll vor.** Die Aroniabeere bietet gleich eine ganze Flut von hochwirksamen Inhaltsstoffen, angefangen von den wertvollen sekundären Pflanzenstoffen über zahlreiche Vitamine bis hin zu Mineralstoffen und dem **lebensverlängernden Phenol.**

Dabei ist die Aronia ganz einfach in die tägliche Ernährung zu integrieren, entweder in Form der roh verzehrten Beeren oder als gepresster Saft. 1 Glas täglich reicht schon, um aktiv etwas für die eigene Gesundheit zu tun. In zahlreichen Studien konnte die Aroniabeere ihre Wirksamkeit bereits eindrucksvoll unter Beweis stellen. Fazit: Aronia – Der natürliche Gesundbrunnen!

Aronia – Lavendel – Quark - Torte

Für den Boden:

80g Cornflakes

50g Butter

1 Prise Salz

120g weisse Kuvertüre

1 EL Zucker

Für die Füllung:

6 Blatt Gelatine

200ml Schlagsahne

400g Magerquark

140g Puderzucker

1 Päckchen Vanillzucker

1-2 EL Lavendel-Sirup (z.B. von Monin)

1 Zitrone

ca. 500g Aroniabeeren (TK)

Die kleine Springform (15cm) mit Backpapier auslegen.
Cornflakes kleinstampfen.
Butter in einem Topf zerlassen, Kuvertüre über dem Wasserbad schmelzen.
Cornflakes, Zucker, Butter und Kuvertüre mit Salz vermischen und
mit Hilfe eines Löffels in die Springform drücken.

In den Kühlschrank stellen.

Gelatine in kaltem Wasser einweichen.
Sahne steif schlagen und in den Kühlschrank stellen.
Quark mit Puderzucker und Vanillzucker und 1 EL Saft aus einer Zitrone glatt rühren. Beeren pürieren und erhitzen.
Gelatine darin auflösen. 1 EL Quark zur Gelatine geben und vermischen.
Dann die restliche Quarkmasse einrühren. Kalt stellen.

Sobald die Gelatine zu gelieren beginnt, die Schlagsahne unterrühren und in die
Springform auf den Tortenboden giessen. Mindestens 3-4 Stunden kalt stellen.

Mit Aroniabeeren dekorieren.

Aronia – Spekulatius – Traum

Rezept für 4 große oder 8 kleine Gläser

Zutaten
200g Sahne
250 g Mascarpone
250 g Magerquark
100 g Zucker
1 TL Vanillezucker
400g Aroniabeeren tiefgekühlt
200g Spekulatius

Zubereitung
Zuerst könnt ihr schon mal die Sahne schlagen, in eine größere Schüssel füllen und den Spekulatius zerbröseln. Dann vermischt ihr den Mascarpone, den Quark, Zucker, Vanillezucker und rührt ihn mit dem Handmixer oder wer hat im Thermomix auf Stufe 2 ca. 2 Minuten cremig. Hebt dann die Sahne unter die Quarkmasse und füllt diese in einer dünnen Schicht in die Gläser. Dort kommt dann die erste Schicht Spekulatius drauf und darüber verteilt ihr ein paar Aroniabeeren. Jetzt kommt die restliche Creme auf die Beeren und darüber noch mal eine leichte Schicht Spekulatiuskrümel. Das Ganze wandert dann über Nacht in den Kühlschrank. Für Ungeduldige wie mich kann man die ganze Sache etwas beschleunigen … taut die Aroniabeeren vorher im Backofen oder der Mikrowelle auf! Lasst das Tiramisu trotzdem 1-2 Stündchen im Kühlschrank stehen, damit der Saft schön in die Brösel einziehen kann …

Aronia – Pie

Zutaten (12 Stücke):

- 200 g Mehl
- 50 g Zucker
- 150 g kalte Butter
- 2 EL eiskaltes Wasser
- 4 Blatt weiße Gelatine
- 300 g Aroniabeeren (TK)
- 150 ml Bananensaft
- abgeriebene Schale von 1 unbehandelten Zitrone
- 2 EL Zucker
- 40 g Speisestärke

1. Mehl mit Zucker in einer Schüssel mischen. Butter in Stückchen schneiden und zusammen mit dem Eiswasser dazugeben. Alles mit einem Messer durchhacken, so dass trockene Krümel entstehen. Dann schnell mit der Hand zu einem glatten Teig verkneten. Den Boden einer Tarte- oder Pieform (26 cm Durchmesser) einfetten. Den Teig auf bemehlter Arbeitsfläche ausrollen und die Form damit auskleiden. Form 1 Stunde in den Kühlschrank stellen.

2. Gelatine 5 Minuten in kaltem Wasser einweichen. Aroniabeeren, Bananensaft und 100 ml Wasser in einem Topf aufkochen. Zitronenschale und Zucker zugeben. Stärke mit wenig kaltem Wasser verrühren, in die Beeren einrühren und einmal aufkochen lassen. Ausgedrückte Gelatine darin auflösen.

3. Tortenboden im vorgeheizten Backofen bei 200 Grad (Gas: Stufe 3-4, Umluft: 180 Grad Celsius) ca. 20 Minuten backen. Anschließend Aroniabeeren darauf verteilen. Kühl stellen, bis die Aroniabeerschicht fest ist.

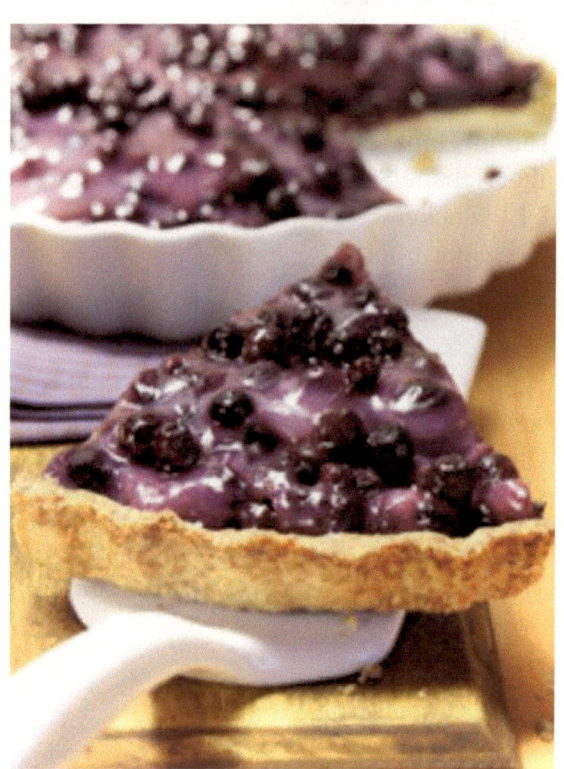

Aronia – Charlotte

Rezept für 20cm Springform

- 150 g tiefgefrorene Himbeeren
- 75 g Zartbitter-Schokolade
- 1 Beutel (200 g) Schoko-Biskuitzungen
- 4 Blatt Gelatine
- 175 g Doppelrahm-Frischkäse
- 250 g Magerquark
- 75 g Zucker
- 2 EL Orangenlikör
- 200 g Schlagsahne
- 200 g Aroniabeeren (TK)
- Puderzucker zum Bestäuben
- Backpapier

Tiefgefrorene Aroniabeeren in eine Schüssel geben und ca. 1 Stunde auftauen lassen. Schokolade hacken und über einem warmen Wasserbad schmelzen. Ca. 17 Biskuitzungen ca. zur Hälfte in die Schokolade tauchen, auf Backpapier legen und trocknen lassen. Aufgetaute Aroniabeeren pürieren. Gelatine in kaltem Wasser einweichen. Frischkäse, Quark, Zucker und Likör verrühren. Aroniapürree unterrühren. Sahne steif schlagen. Gelatine auflösen, mit 5 EL der Aroniacreme verrühren, in die übrige Creme rühren. Sahne vorsichtig unterheben Getauchte Biskuitzungen an den Rand einer Springform (20 cm Ø) stellen, Formboden mit Biskuitzungen auslegen. Himbeercreme darauf verteilen und glatt streichen. Mindestens 2 Stunden kalt stellen. Restliche Biskuitzungen anderweitig verwenden.Charlotte vorsichtig aus der Form lösen und auf eine Tortenplatte setzen. Aroniabeeren verlesen, auf der Charlotte verteilen und mit Puderzucker bestäuben.

Aronia – Flieder – Gelee

- 275 g Fliederblüten unbehandelt
- 2 EL Zitronensaft
- 1 Bio Zitrone
- 750 ml Wasser
- 1 EL Aronia Pulver
- 1 TL ORIENTAL ORANGE Gewürzmühle von Spirit of Spice
- 2 Vanillestangen ohne Vanille Mark
- 500 g Gelierzucker 3zu1

Eine Zitrone auspressen und eine in Scheiben schneiden.Von den Fliederstielen die Blüten säuberlich aus Zupfen.In eine Schüssel mit kaltem Wasser vorsichtig abbrausen und trocken schleudern.In einen Topf die Blüten geben und Wasser mit Zitronensaft übergießen. Die Zitronenscheiben auf die Blüten legen, Topf verschließen und 2-3 Stunden ruhen lassen.Dann für 60 Minuten auf kleine Hitze ziehen lassen. Mit einem Stampfer immer wieder mal die Blüten drücken. Nach 30 Minuten einen Esslöffel Aroniapulver und Gewürz ORIENTAL ORANGE unterrühren und ziehen lassen.Nach 60 Minuten die Vanilleschoten einlegen und 10 Minuten ziehen lassen.Dann die Blüten vom Fliedersud durch ein Sieb trennen. Mit dem Stampfer feste die Blüten ausdrücken.Den Fliedersud nochmals durch ein Passiertuch oder Filter geben und im Kochtopf kommt jetzt der Gelierzucker nach Packungsanleitung dazu und sollte für 4-6 Minuten aufgekocht werden.

Aronia - Quinoa – Salat

100 gr. weißes Quinoa
4 EL Weißweinessig
3 EL Rapsöl
25 gr. Ingwer frisch gerieben
1 TL Meersalz
1 TL Kurkuma
1 gestr. EL Currypulver
1/2 TL gemahlener Koriander
1 EL Rohrzucker
50 ml Kokosmilch
35 gr. getrocknete Aronia

Die Quinoakörner unter fließendem Wasser abspülen. Salzwasser aufkochen, das Quinoa hineingeben und etwa 20 Minuten kochen lassen, bis das Quinoa ausquillt. In ein Sieb abgießen und gut abtropfen lassen.

Alle anderen Zutaten, bis auf die Aronia in einer Schüssel gut verrühren und mit dem Quinoa vermischen.

Zuletzt die Aronia dazugeben, gut vermischen und kalt stellen.

Aronia – Energiekugeln

Für ca. 30 Energiekugeln:
100 g Mandeln
100 g Cashewnüsse
180 g Datteln, entsteint
70 g Kokosmehl
120 g Kokosmus
70 g Aroniabeeren, getrocknet

Mandeln und Cashewnüsse im Mixer zu Mehl verarbeiten. Herausnehmen und in eine kleine Schüssel schütten, da bei zu langer Verarbeitung das Öl aus den Nüssen tritt. Datteln, Kokosmehl, Kokosmus und Beeren in den Mixer geben und kurz zerkleinern, dann das Nussmehl zugeben und gleichmäßig mischen.

Die Masse in etwa 30 Kugeln drücken. Die Energiekugeln halten sich im Kühlschrank luftdicht verschlossen mehrere Wochen.

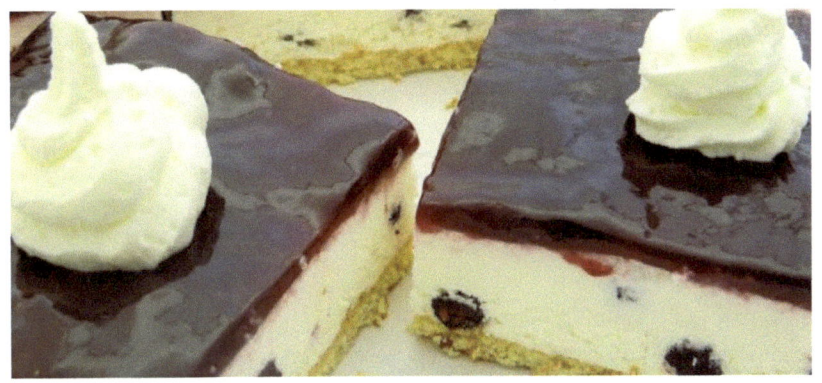

Aronia – Schnitten

Low Carb Kokosboden:

- 2-4 TL Zuckerersatz, Canderel alternativ flüßig Natreen
- 1-2 Pck. Vanillezucker
- 3-4 Eier (L)
- 5 EL Orangenöl Laleli
- 120 g Kokosmehl (Reformhaus)
- 2 EL Weizenkleie
- 1/2 Pck. Backpulver

Aronia Sahne Quark Füllung:

- 500g Magerqurk
- 2 EL Sahne
- 1 TL flüßig Natreen
- 600 ml Sahne
- 3 Pck Sahnesteif
- 2 Pck Vanillezucker
- 4 Blatt Gelatine
- 100 g Aroniabeeren

Aronia-Guß:

- 500 ml Aronia Saft
- 3 Pck. Tortenklar andicken

Zubereitung:

- Backofen vorheizen auf 180° Grad Umluft.
- In einer Schüssel alle Zutaten für den Boden mit einem Mixer verrühren und 5 Minuten Ruhen lassen.
- Dann in eine Auflaufform oder Springform geben, verstreichen und im vor geheizten Backofen 25 Minuten goldbraun ausbacken.
- Dann den Boden auskühlen lassen.

Füllung:

- In kaltem Wasser Gelatine einweichen.
- In der Backzeit die Sahne mit Sahnesteif und Vanillezucker steif schlagen.
- Den Quark mit Natreen süßen und glatt rühren, eventuell 2 EL Sahne unterrühren.
- Jetzt die Gelatine ausdrücken und in einem Topf erhitzen und schmelzen, dann einen Esslöffel Quark in die Gelatine einrühren.
- Quark und Sahne mit vermischter Quark-Gelantine-Mischung vorsichtig verrühren und die Aroniabeeren unterheben.
- Die Füllung auf den erkalteten Kokosboden geben und für 4 Stunden in den Kühlschrank stellen.
- Arioniasaft nach Anleitung mit Tortenklar andicken.
- Jetzt kommt der Aronia-Guß etwas abgekühlt auf die Füllung und nochmals 1 Stunde im Kühlschrank stocken lassen.

Aronia – Sirup

500g frische Aroniabeeren

250g Kandiszucker, weißer

½ Zitrone, Saft davon

½ Vanilleschote, Mark davon

Etwas Wasser

Aroniabeeren mit etwas Wasser in einem Topf andünsten bis sie so weich sind, dass man sie zerdrücken kann. Das entstandene Mus muss passiert werden, um den Saft (ca. 300 ml) aufzufangen. Der Saft wird nun mit dem Kandiszucker, dem Zitronensaft und dem Vanillemark gekocht bis sich der Kandis aufgelöst hat. Der entstandene Sirup sollte sofort in heiß ausgespülte, verschließbare Flaschen abgefüllt werden.

Aronia – Dinkel – Vollkornbrot

- 1 EL Aronia Pulver
- 500 g Dinkel Vollkornmehl
- 150 g Sonnenblumenkerne
- 2 EL getrocknete Aroniabeeren
- 1 Würfel Frischhefe
- 500 ml Wasser
- 2 TL Salz
- 2 EL Apfelessig
- Haferflocken nach Belieben

Alle Zutaten in einer großen Schüssel vermengen und mit dem Knethaken zu einem flüssigen Teig kneten. Den Teig in eine mit Backpapier ausgelegte Kastenform füllen und mit Haferflocken oder anderen Getreideflocken bestreuen. Das Brot in den kalten Backofen geben und 1 Stunde bei 200°C Ober-Unterhitze backen.

Entenbrust auf Aronia – Sauerkraut

60g Scharlotten

1 EL Gänseschmalz

2 EL brauner Zucker

300ml Aronia Muttersaft

800g Sauerkraut

10 Wacholderbeeren

2 Lorbeerblätter

400ml Fleischbrühe

Salz

2 Entenbrustfilets

Pfeffer

1 TL Speisestärke

Scharlotten fein würfeln und im Gänseschmalz glasig dünsten. Mit Zucker bestreuen und den Zucker schmelzen lassen. Aroniasaft mit einrühren. Bei starker Hitze auf ein Drittel einkochen.

Inzwischen den Sauerkraut absieben und ausdrücken. Mit dem Aroniagemisch vermischen und Wacholderbeeren, sowie die Fleischbrühe und Salz hinzufügen.. Zugedeckt aufkochen lassen und ca. 30 Minuten schmoren lassen. Umrühren nicht vergessen.

Die Haut der Entenbrust mit ca. 1 cm Abstand einschneiden und in einer Pfanne goldbraun anbraten. Vorher die Entenbrust mit Salz und Pfeffer würzen. Die Fleischpfanne in den vorgeheizten Backofen (140Grad/Umluft) für ca. 8 – 10 auf die mittlere Schiene stellen, damit die Entenbrust von unten gar wird.

Speisestärke mit etwas Wasser verrühren und in dass Sauerkraut-Aronia-Gemisch geben. Aufkochen lassen.

Entenbrust in Streifen schneiden und auf dem Sauerkraut servieren.

Dazu schmecken Salzkartoffeln oder Kartoffelklöße.

Entenbrust mit Aroniasirup und Zimt

Für die Entenbrust:

- 2 Entenbrüste
- 4 EL Aroniasirup
- 1/2 TL Zimt
- frischer Pfeffer

Für den Rotkohl:

- 120 g getrocknete Cranberrys
- 180 ml Apfelsaft
- 1 Sternanis
- 1 kleine Stange Zimt
- 1 kleiner Kopf Rotkohl (ca. 800g)
- Salz, Pfeffer
- 2 EL Dijon-Senf
- 3 EL Balsamico Bianco
- 6 EL Rapsöl
- 1 TL Pul Biber (getrocknete und zerstoßene scharfe Chilis)

Für das Orangen – Chutney:

- 3 Orangen
- 1 rote Chilischote, gehackt
- 1 Handvoll Rosinen
- 60g brauner Zucker
- 1 EL Aceto Balsamico Bianco
- 3 EL Grand Manier

- 2 Teelöffelspitzen frisch geraspelter Muskat
- Saft einer halben Zitrone

Die Brüste waschen und gut trocknen. Die Haut vorsichtig rauten-förmig einschneiden und pfeffern. In eine kalte Pfanne mit der Hautseite nach unten legen und scharf anbraten. Dann kurz umdre-hen, anbraten und direkt auf den Rost im vorgeheizten Backofen bei 80°C Ober-/Unterhitze (mit der Hautseite nach oben) legen. Aro-niasirup mit Zimt mischen und die Haut ab und an damit bestrei-chen. Das schöne an dem Rezept: nach 30 Minuten sind die Brüste perfekt, es macht aber auch rein gar nichts aus, wenn sie eine weite-re halbe Stunde im Ofen verbringen.

Den Apfelsaft mit Sternanis und Zimt kurz aufkochen, die Cranberrys unterrühren und alles leicht abkühlen lassen.

Den Rotkohl halbieren, die äußeren Blätter entfernen, den Strunk heraus trennen und den Kohl in feine Streifen schneiden. Für das Dressing den Sternanis und die Zimtstange aus den Cranberrys nehmen. Den Sud aus Apfelsaft, den Dijon-Senf, Rapsöl, Balsamico Bianco und dem Pul Biber zu einer Vinaigrette verrühren. Den Salat mit dem Dressing und den Cranberrys am besten fest mit den Hän-den verkneten, dabei bricht die Zellstruktur, das Kraut wird weich, bekömmlicher und es kann die Aromen besser aufnehmen. Dann für ca. 1 Stunde ziehen lassen, anschließend noch mit Salz und Pfef-fer abschmecken.

Die Orangen schälen und filetieren. Den Saft aus den Rückständen auspressen. Die Orangenfilets in Stücke schneiden. Die Orangenfilets und den Saft in einen Topf geben.

Die Rosinen, den braunen Zucker, den Aceto Balsamico Bianco, den Grand Manier, das Muskat und den Zitronensaft in den Topf zu den Filets geben und 40 Minuten einkochen, bis die Früchte zerfallen sind. Dabei immer wieder umrühren und die Hitze justieren.

Das Orangen-Chutney erkalten lassen und dann servieren.

Aronia – Mascarpronebecher mit Baiser und Schokolade

6-8 Personen:

- [ ] 400 g Aroniabeeren
- [ ] 2 EL Aroniakonfitüre (Glas)
- [ ] 100 g Zartbitterschokolade
- [ ] 75 g Baiserschalen (gibt's fertig zu kaufen)
- [ ] 250 g Mascarpone
- [ ] 500 g Magerquark
- [ ] 75 g Zucker
- [ ] 2 Päckchen Vanillinzucker
- [ ] 400 g Schlagsahne

Aroniabeeren abspülen, verlesen und gut abtropfen lassen. Beeren und Konfitüre verrühren. Schokolade fein hacken. Baiserschalen grob zerkrümeln.

Mascarpone, Quark, Zucker und Vanillinzucker glatt rühren. Sahne steif schlagen und unterheben. Zunächst Baiser und Schokolade, dann die Aroniamischung kurz unterheben. Alles in eine große Schale oder in Portionsgläser schichten. Kurz bis zum Servieren kalt stellen.

Aronia – Müsli

- 1000 g Haferflocken

- 250 g Sultaninen

- 200 g Chia-Samen

- 175 g Salat-Nussmischung

- 150 g getrocknete Aronia-Beeren

- 150 g Hanfsamen

- 100 g Erdmandeln

- 20 g Zimt

- Optional: Aronia-Pulver, Bananenchips, Cranberries, Kokosraspel, Leinmehl, Mandeln, Walnüsse

150g dieser Mischung und Folgendes dazu tun:

Zuerst: 50 g Quark (40% Fett) und 1 EL Leinöl verrühren

- 250 ml Hafer-, Reis- oder Mandelmilch

- 100 g gefrorene Beeren

- 50 ml Aronia-Saft

- 1 Apfel (gewürfelt) und/oder eine Banane (in Scheiben)

Aronia – Teigschnecken

- 400g Mehl
- 200g Aronia Beere TK
- 200g Butter, geschmolzen
- 1 Tasse Milch
- 2 EL Zucker
- 1 TL Salz
- 1 Eigelb, geschlagen
- Puderzucker

1. Heizen Sie den Backofen auf 200 ° C vor
2. In einer Schüssel das Mehl, Salz und Zucker geben.
3. Nach und nach die Butter und Milch und gut untermischen. In den Kühlschrank für 30 Minuten geben.
4. Den Teig in 6 oder 7 Kugeln teilen und zu Schnecken formen, so dass Sie ca. 4 cm dicke Teigstücke haben.
5. rollen Sie sie vorsichtig in Wirbel.
6. Mit Eigelb bestreichen.
7. VerteilenSie die Aronia Beeren auf die Schnecken.
8. Auf einem gefetteten Blech auf mittlerer Schiene ca. 35 Min. backen.
9. Nach dem Abkühlen mit Puderzucker bestäuben.

Roter Aronia – Power – Smothie

Zutaten für 2 kleine Gläser:
1 Banane
1 Handvoll gefrorene Himbeeren
200 ml Wasser oder frisch gepresster Orangensaft
1 EL Granatapfelkerne
1 TL Aroniabeeren
1/2 TL Lebepur Rote Banane

Alle Zutaten in einem guten Standmixer ca. 60 Sekunden lang pürieren, bis der Smoothie eine cremige Konsistenz hat. In zwei Gläser füllen und sofort servieren.

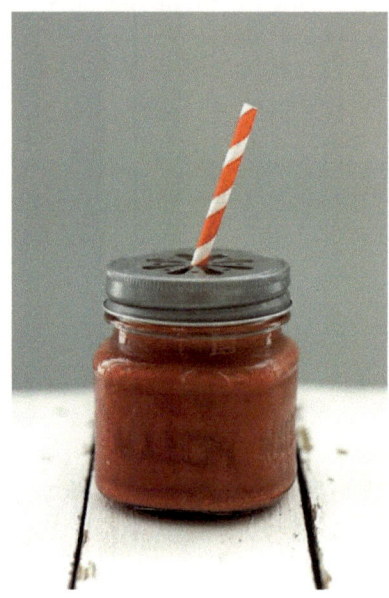

Aronia – Erdbeer – Milchshake

Für 1 Glas

150ml kalte Milch

4 TL Aronia-Pulver

frische Erdbeeren

1 Banane

1 TL Puderzucker

Alles zusammen in einen Mixer geben und genießen

Aronia – Eistee

1 Teil Orangensaft

1 Teil Apfelsaft

1 Teil Schwarzer Tee, kalt

1 Schuss Aroniesaft

Eiswürfel und 1 Scheibe Zitrone

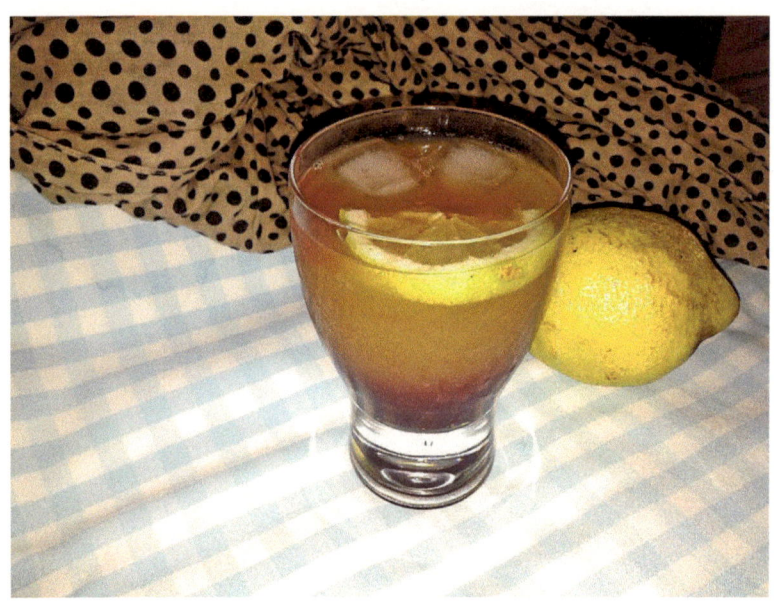

Aronia – Milchreis – Torte

- Zutaten für 16 Stücke:
- 1 Bio-Zitrone
- 1 Vanilleschote
- 1 l Milch
- 300 g Milchreis
- 250 g Mascarpone
- 175 g Zucker
- 600g Aroniabeeren TK
- 150g Butter
- 250g Cantuccini
- 50g weiße Kuvertüre
- 1 gr. Gefrierbeutel

1. Zitrone waschen, trocken reiben und die Schale in Zesten abziehen. Vanilleschote längs aufschneiden, Mark herausschaben. Milch mit der Hälfte der Zitronenzesten und Vanillemark aufkochen, Milchreis einrühren. Bei schwacher Hitze unter ständigem Rühren ca. 20 Minuten kochen. Mascarpone und 75 g Zucker unterheben, sodass eine glatte Masse entsteht, beiseite stellen und abkühlen lassen. 2. Aroniabeeren mit 100 g Zucker und restlichen Zitronenzesten ca. 10 Minuten köcheln. Dann in einen hohen Rührbecher füllen und mit dem Schneidstab pürieren, abkühlen lassen. 3. Butter schmelzen. Cantuccini in einen Gefrierbeutel füllen, mit der Teigrolle zerkleinern und mit der Butter vermischen. Die Brösel-Masse als Boden in eine mit Backpapier ausgelegte eckige Springform (24 x 24 cm) verteilen und gut andrücken. 4. Milchreismasse gleichmäßig auf dem Boden verteilen und als obere Schicht das Aroniapüree darauf verstreichen. Mindestens 4 Stunden (am besten über Nacht) im Kühlschrank kalt stellen. 5. Kuvertüre mit einem Messer fein hacken und kurz vor dem Servieren über die Torte streuen. Zubereitungszeit ca. 1 Stunde.

Aronia – Pralinen

1. 125g frische Aroniabeeren
2. 1 EL Zucker
3. 170g weiße Kuvertüre
4. 500g zartbitter Kuvertüre

1. *Zartbitter Kuvertüre im heißen Wasserbad schmelzen. Mit einem Pinsel die Silikonformen austreichen. Für ca. 15 Minuten in den Kühlschrank stellen und diesen Vorgang dann noch einmal, besser zweimal, wiederholen.*
2. *Für die Füllung die Himbeeren mit dem Zucker aufkochen, vorm Herd nehmen und mit einer Gabel zerdrücken. Weiße Kuvertüre hacken, zu den Himbeeren geben und dann solange rühren, bis die Kuvertüre sich komplett aufgelöst hat. Himbeermasse abdecken und abkühlen lassen.*
3. *Die Schokoformen mit der abgekühlten Himbeermasse bis etwas unter den Rand füllen.*
4. *Den Rest der dunklen Kuvertüre nochmals schmelzen und mit einem Teelöffel kleine Häufchen auf die Pralinen setzen, um sie zu schließen. Die Himbeerpralinen etwas fest werden lassen, dann für ca. 45 Minuten in den Gefrierschrank geben. Zum Schluss die fertigen Pralinen vorsichtig (!) aus der Form drücken.*

Aronia – Joghurt – Eis

Für die Aroniasoße

- 2 handvoll Aroniabeeren
- 1 Esslöffel Zucker

Für die Eiscreme

- 300 Gramm Naturjoghurt
- 200 Gramm Sahne
- 1-2 Esslöffel Zucker

Kocht die Aroniabeeren mit einem Schluck Wasser und einem Esslöffel Zucker auf und zermatscht sie schön. Wenn ihr die kleinen Kernchen nicht im Eis haben wollt, reibt ihr das Ganze noch schnell durch ein Sieb. Abkühlen lassen.

In der Zwischenzeit den Joghurt mit etwas Zucker mischen. Ich nehme allerhöchstens zwei Esslöffel, aber ich mag es auch nicht so zuckersüß. Schmeckt am besten am Ende einmal ab ob euch die Masse schmeckt und zuckert notfalls nochmal nach. Einen Esslöffel der Aroniasoße dazu geben und unterrühren. Zum Schluss die geschlagene Sahne unterheben.

Verteilt dann ein paar Spritzer von der Aroniasoße in den Förmchen, gebt die Joghurtmasse dazu und verteilt oben drauf nochmal ein paar Spritzer Aroniasoße. Stöckchen rein und dann für vier Stunden (oder bis zum nächsten Einsatz) ab ins Gefrierfach. Falls ihr einen größeren Vorrat anlegen wollt könnt ihr das Eis auch aus den Förmchen nehmen und in keinen Gefrierbeuteln lagern!

Aronia – Senf (schmeckt als Senfsoße)

Zutaten für zwei 220ml-Weck-Tulpengläser:

200 g Tiefkühl-Heidelbeeren
130 g Gelierzucker 3:1
100 ml mittelscharfer Senf
frisch gemahlener Pfeffer

Die Aroniabeeren in einem Topf auftauen lassen und aufkochen.
Die restlichen Zutaten einrühren und etwa vier Minuten kochen
lassen. Den Senf heiß in (kochend) heiß ausgespülte Gläser füllen,
verschließen und die Gläser einige Minuten auf dem Kopf stehen
lassen.

Aronia – Senfsoße

3 EL Aronia-Senf

1 EL Honig

3 EL Joghurt (3,5% Fett)

Etwas Ingwer

½ Zehe Knoblauch

1 EL Olivenöl, Salz, Pfeffer und frischer Zitronensaft

Aronia – Suppe

350 Gramm Aroniabeeren
1 kleiner Apfel
1 Stk. Zimtstange
1 Prise Salz
1 Prise Liebe
750 ml Wasser
1 Teelöffel Zitronensaft
6 EL Zucker
1/2 Esslöffel Stärke

Die Aroniabeeren vorsichtig waschen – das geht am besten, wenn
man sie in eine große Schüssel mit Wasser gibt, dann kurz durch-
rührt und dann Sand und andere Fremdstoffe auf den Boden der
Schüssel absinken lässt. Mit einem Schöpflöffel werden die Früchte
aus dem Wasser gefischt. Kurz abtropfen lassen und dann in einen
Topf geben.

Apfel waschen, entkernen und dann in kleine Würfel schneiden und
ebenfalls in den Topf legen. 750 ml Wasser aufgießen, den Zitronensaft und die Zimtstange hinzufügen.
Alle Zutaten werden zusammen aufgekocht, dann wird die Hitze
zurückgenommen. Dabei bitte kontinuierlich rühren.

1/2 Esslöffel Stärke mit ganz wenig kaltem (!) Wasser verrühren
und dann nach und nach in die Suppe rühren, bis sie leicht andickt.
Herd ausschalten und noch kurz weiterrühren.
Die Aroniasuppe abkühlen lassen, die Zimtstange entfernen und bei
Bedarf durch ein Sieb passieren. Ich mag Suppen gern etwas dick-
flüssiger, wer die Aroniasuppe dünnflüssiger möchte, verdünnt sie
einfach. Wer es mag mit Grießknödel servieren.

Aronia – Bananen – Eis

- 2 Bananen in Stücke geschnitten und eingefroren
- 150 g gefrorene Aroniabeeren
- 2 TL Cashewmus
- 2 EL Reissirup

Die Zubereitung ist so einfach, dass es quasi gar kein richtiges Rezept ist.

Für ein super leckeres, cremiges Eis einfach alle Zutaten im Mixer vermischen und lange genug durchmixen.

Vielleicht müsst ihr bei eurem Mixer einen Schluck Wasser dazugeben.

Aronia – Zupfkuchen aus der Kastenform

- 150 g Mehl
- 20 g Kakaopulver
- 130 g Zucker
- 1 Prise Salz
- 3 Eier
- 75 g Halbfett-Butter
- 300 g Magerquark
- 200 g Schmand
- 1 Päckchen Vanillezucker
- 2 TL Speisestärke
- 250 g Aroniabeeren

Aus Mehl, Kakaopulver, 50 g Zucker, Salz, 1 Ei und Butter einen Mürbeteig kneten, entweder mit der Hand oder mit dem Rührgerät. Den Teig in Folie wickeln und ca. 30 Minuten kalt stellen.
Aroniabeeren waschen und abtropfen lassen. 1/4 des Teigs abnehmen und beiseite stellen. Nun aus dem übrigen Teig ein Rechteck (ca. 15 x 29 cm) ausrollen. Eine gefettete Kastenform (ca. 11 x 25 cm) mit Backpapier auslegen. Teig in die Form legen und gut andrücken. Die Form bis zum weiteren Gebrauch kalt stellen.
Backofen vorheizen: E-Herd 175°C / Umluft 150°C. Schmand, Quark, Vanillezucker, 80 g Zucker, 2 TL Stärke und die letzten 2 Eier in eine Schüssel geben und zu einer glatten Creme verrühren. Die Kastenform aus dem Kühlschrank nehmen, die Aroniabeeren auf dem Mürbeteigboden verteilen. Käsemasse daraufgeben und glatt streichen. Den restlichen Mürbeteig dünn ausrollen, in Stücke reißen und auf den Kuchen legen.
Den Kuchen auf der untersten Schiene ca. 50 - 60 Minuten backen. Kuchen in der Form auf einem Kuchengitter auskühlen lassen.

Aronia – Zitronen – Frischkäse- Kuchen

- 150g Mehl
- 1 TL Backpulver
- 1 Prise Salz
- 130g weiche Butter + etwas zum Einfetten
- 175g Frischkäse
- 125g Zucker
- 2 Eier
- 1 Packung Vanillezucker
- 1 EL abgeriebene Bio-Zitronenschale
- 100g Aroniabeeren frisch oder TK
- 3 EL weiche Butter
- 150g Puderzucker

1. Backofen auf 175°C (Umluft) vorheizen. Eine Kastenform (20x11cm) mit etwas Butter einfetten und mit Backpapier auslegen.
2. In einer mittelgroßen Schüssel Mehl, Backpulver und eine Prise Salz vermischen.
3. In einer Rührschüssel 100g Frischkäse, 100g weiche Butter, 125g Zucker und Vanillezucker mit einem Handrührgerät schaumig schlagen. Die Eier nacheinander hinzugeben und jedes einzeln gut unterrühren. Zum Schluss die Zitronen-schale unterrühren.
4. Die Mehl-Mischung über die Butter-Frischkäse-Masse ge-ben und mit einem Spatel vorsichtig unterheben bis eine homogene Masse entstanden ist. Anschließend vorsichtig 75g Aroniabeeren unterheben.
5. Den Teig in die vorbereitete Kuchenform geben und gleichmäßig verteilen. Die Form in den vorgeheizten Ofen

geben und für 60 Minuten backen. Den Kuchen anschließend aus dem Ofen nehmen, 30 Minuten abkühlen lassen und dann aus der Form nehmen und weiter abkühlen lassen.

6. In der Zwischenzeit 30g weiche Butter und 75g Frischkäse mit dem Handrührgerät cremig schlagen. Den Puderzucker hinzugeben und gründlich unterschlagen bis eine glatte Masse entstanden ist. Die Masse mit einem Spatel auf der Oberfläche des Kuchens verteilen und die restlichen

7. Aroniabeeren darüber streuen. Den Kuchen in den Kühlschrank stellen bis der Überzug erhärtet ist und dann servieren.

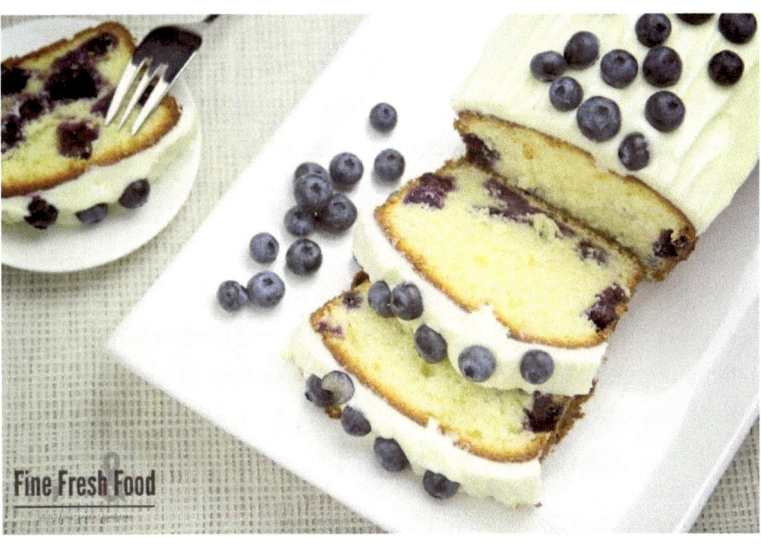

(Bild: FineFreshFood)

Aronia – Pannacotta mit kandierten Haselnüssen

- 250 g Aroniabeeren frisch oder TK
- 100 ml Bio-Aronia-Saft oder Heidelbeersaft
- 4 Blatt Gelatine
- 300 g Schlagsahne
- 100 g Zucker
- 1 Päckchen Vanillin-Zucker
- 5 EL Haselnusskerne ohne Haut
- Öl für die Alufolie
- Alufolie

Aroniabeeren waschen und verlesen. Mit Fruchtsaft in ein hohes Gefäß geben, sehr fein pürieren und durch ein Sieb streichen. Gelatine in kaltem Wasser einweichen. Sahne, 50 g Zucker und Vanillin-Zucker in einem Topf aufkochen und 2–3 Minuten köcheln lassen. Sahne durch ein feines Sieb in eine Schüssel gießen, kurz abkühlen lassen. Ausgedrückte Gelatine in der Masse auflösen, etwas abkühlen lassen. Ca. 150 ml Aroniamark unterrühren. Masse in heiß ausgespülte Formen oder Gläser geben und mindestens 4 Stunden kalt stellen. Übriges Aroniamark ebenfalls kalt stellen. 50 g Zucker und 2–3 EL Wasser in einer beschichteten Pfanne goldgelb karamellisieren. Inzwischen Alufolie leicht fetten. Haselnüsse in den Karamell geben, damit überziehen. Löffelweise in kleinen Häufchen auf die Folie setzen und auskühlen lassen. Fest gewordenes Panna-Cotta mit übrigem Aroniamark beträufeln und jeweils ein Stück Haselnuss-Karamell daraufsetzen.

Aronia – Mousse

Zutaten für 6 Personen:
- 1,2 kg Heidelbeeren
- 6 Eier
- 150 g Zucker
- 1 Zitrone
- 450 g Crème Fraîche
- 3 Blätter Gelatine

Die Aroniabeeren abspülen und abtropfen lassen. 1/4 der Beeren für die Garnitur aufheben. Die restlichen Heidelbeeren im Mixer pürieren. Gelatine in kaltem Wasser einweichen.

Die Eigelb im warmen Wasserbad mit Zucker schaumig schlagen. Zitronensaft und die Hälfte der Crème Fraîche hinzufügen.

Vom Herd nehmen. Die abgetropfte Gelatine und das Aroniabeerpüree unterrühren.

Die restliche Crème Fraîche und die Eiweiß steif schlagen. Den Eischnee unter die Aroniabeeren heben.

Die Mousse in 6 Dessertschalen verteilen und kalt stellen. Zum Servieren mit den restlichen Aroniabeeren garnieren.

Aronia – Fitness – Drink

Für 1 Person:

- 40 g Haferflocken
- 20 g gepopptes Amaranth (z.B. Bioladen)
- 1 Msp. gemahlene Vanille
- 15 g geröstete Haselnüsse
- 15 g Walnusskerne
- 1 EL Leinsamen
- 35 ml Aroniasirup
- 400 ml Hafermilch (oder Sojamilch oder Kuhmilch)
- 4 Eiswürfel (evtl. weglassen)
- 100 g Aroniabeeren (evtl. TK)

Alle Zutaten in einen Mixer geben und gut durchmixen.

Im Thermomix 1 Min/ Stufe 10 mixen.

Aronia – Bananen – Chaisamen - Minze – Smothie

100 g Aroniabeeren
1 Spritzer Zitrone
5 Minzblätter
1 Banane
1/8 Honigmelone
15 g Chia-Samen
ca. 125 ml Wasser

Als Erstes 15 g Chia-Samen mit 125 ml Wasser verrühren und 10-15 min. quellen lassen. Die Aroniabeeren und Minzblätter waschen. Die Banane und die Honigmelone in grobe Stücke schneiden und alle Zutaten zusammen mit 1 EL Chia-Gel und ca. 200 ml Wasser in einem Standmixer pürieren.

Das Chia-Gel hält sich in einem verschlossenen Gefäß im Kühlschrank ein paar Tage.

Aronia – Vanille – Eiweißriegel

- 70 g Vanillepulver

- 40 g geriebene Mandeln

- 30 g geschrotete Leinsamen

- 12 g Sportnahrung Wehle Erdnussmus

- 100 g Magerquark

- 30 g gefrorene Aroniabeeren

- Vanille Aroma Tropfen

- Streusüße/Süßstoff

- Wasser

Alle Zutaten, bis auf die Heidelbeeren vermischen, aber Achtung: nicht zu viel Wasser! Der Teig darf nicht zu flüssig werden, die Konsistenz sollte eher etwas "matschig" sein

Den Teig auf ein Sportnahrung Wehle Backblech geben und mit einem Löffel gleichmäßig verteilen

Nun die gefrorenen Heidelbeeren über die ausgebreitete Masse verteilen und in den vorgeheizten Backofen geben

Bei 200 Grad ca. 10-15 Minuten backen.

Ich hoffe ich konnte Ihnen eine kleine Auswahl an leckeren Rezepten präsentieren.

Natürlich gibt es auch noch andere Leckereien mit Aroniabeeren

z.B.

den Biosaft, auch Muttersaft genannt, der Aroniabeere

den Trester, der wahre Schatz der Nährstoffe. Gewonnen aus der Produktion nach dem Entsaften

Aronia – Likör

Aronia – Wein

Aronia – Gelee oder Marmelade

Aronia – Bier

Aronia – Essig und vieles mehr.........

Besuchen Sie doch einfach mal die ungarische Aronia-Plantage bei Ihrem nächsten Ungarn-Urlaub oder Sie sind bei den Selbstpflücker-Tagen im August/September mit dabei.

Gutes Gelingen und guten Hunger